TRAITEMENT

DU

GENOU EN DEDANS

CHEZ L'ADOLESCENT

PAR UN NOUVEL APPAREIL

PAR

LE DR ALEXANDRE GUERS

ANCIEN INTERNE DES HOPITAUX DE LYON

LYON

IMPRIMERIE PITRAT AINÉ

4, RUE GENTIL, 4

1881

TRAITEMENT

DU

GENOU EN DEDANS

CHEZ L'ADOLESCENT

PAR UN NOUVEL APPAREIL

LYON. — IMPRIMERIE PITRAT AÎNÉ, RUE GENTIL, 4.

TRAITEMENT

DU

GENOU EN DEDANS

CHEZ L'ADOLESCENT

PAR UN NOUVEL APPAREIL

PAR

LE DR ALEXANDRE GUERS

ANCIEN INTERNE DES HOPITAUX DE LYON

LYON

IMPRIMERIE PITRAT AINÉ

4, RUE GENTIL, 4

1881

La présence dans le service de M. Létiévant de plusieurs genoux en dedans traités par un appareil nouveau, nous a inspiré ce travail.

Au moment où l'Allemagne et l'Angleterre pratiquent journellement l'ostéotomie et l'ostéo-arthrotomie, au moment où ces pays, à force de vulgariser ces méthodes, tendent peut-être à en abuser en les appliquant d'emblée à une affection aussi peu compromettante pour la vie que le *genu valgum,* il nous a paru utile de publier les résultats obtenus par une méthode ancienne qui ne mérite certainement pas l'oubli dans lequel on tend à la jeter. Nous pensons en effet avec M. Létiévant que le redressement lent et le redressement brusque doivent être le traitement de la presque totalité des genoux en dedans.

L'appareil que nous présentons facilite considérablement l'emploi de ces méthodes, et nous avons l'espérance qu'il contribuera à leur garder la place qu'elles méritent dans la thérapeutique de cette affection.

Nous n'avons pas l'intention de traiter le genu vulgum en général, nous trouvons ce travail très bien fait dans les thèses de Saurel[1], de de Santi de Baude[3], etc.. Des chapitres spéciaux y sont consacrés à l'étiologie, aux symptômes, à l'anatomie pathologique et au pronostic. La pathogénie si contestée de cette affection, et les nombreuses théories auxquelles elle a donné lieu y sont longuement traitées. Nos prétentions se bornent donc à la publication de quelques faits heureux se rapportant au traitement.

1° Dans un premier chapitre, nous délimiterons l'affection que nous avons en vue ; nous exposerons très succinctement les notions nécessaires à la compréhension du sujet, c'est-à-dire la pathogénie, les symptômes et le pronostic.

2° Dans un deuxième chapitre, nous parcourrons les différents procédés employés jusqu'à ce jour pour guérir le genou en dedans.

3° Enfin, dans un dernier chapitre nous exposerons le traitement que nous avons employé, les résultats que nous avons obtenus et nous formulerons les conclusions que nous croirons pouvoir tirer de notre travail.

Nous remercions avec reconnaissance M. Létiévant de la bonté avec laquelle il nous a accueilli, et des excellents conseils qu'il nous a prodigués chaque fois que nous avons eu recours à ses lumières.

[1] Saurel, thèse de Paris, 1872.
[2] Thèse de Paris, 1876.
[3] Baude, thèse de Lille, 1880.

L'appareil que nous allons décrire et qui a servi aux malades dont nous produirons plus loin les observations, est dû à mon excellent collègue d'internat, M. Hortolès et à M. Théron, mécanicien-orthopédiste à Lyon. Ils l'ont imaginé pour le malade de mon observation n° 1.

Qu'ils reçoivent l'un et l'autre nos sincères remerciements pour l'amabilit é avec laquelle ils ont mis à notre disposition leurs recherches et leurs résultats.

TRAITEMENT

DU

GENOU EN DEDANS

CHEZ L'ADOLESCENT

PAR UN NOUVEL APPAREIL

CHAPITRE PREMIER

EXPOSÉ DE LA QUESTION

Pendant longtemps, les chirurgiens ont essayé de remédier aux difformités des membres inférieurs, sans se préoccuper de l'essence même de ces affections.

En étudiant mieux le mode de production du genou en dedans, on est arrivé à en distinguer trois formes :

A. Genou en dedans rachitique.
B.   —   —   symptomatique.
C.   —   —   idiopathique.

A. — La forme rachitique se voit chez les enfants atteints de rachitisme. Cette maladie du jeune âge imprime aux os un véritable ramollissement qui se traduit extérieurement par des courbures du rachis et des os longs. Le poids du corps s'exerçant sur les os ramollis des jambes suffit pour les fléchir et leur imprimer une courbure. Le point le moins résistant étant généralement la réunion de l'épiphyse et de la diaphyse, c'est en cet endroit que se produit la flexion.

M. Delore[1] admet le rachitisme comme une cause cachée de cette déformation jusqu'à l'âge de quatorze à quinze ans. Il pense qu'on doit attribuer au rachitisme les déformations qui surviennent dans le tissu osseux à l'époque de la puberté et qui affecteraient soit la colonne vertébrale, soit les genoux. Chez plusieurs jeunes gens il a trouvé des traces du rachitisme : nodosités articulaires, courbure du tibia, etc.,

Dans les cas, rares suivant lui, où ces traces n'existent pas, voici l'explication qu'il propose : ou bien le rachitisme a guéri partout, persistant aux genoux seulement par suite de conditions anatomiques spéciales, ou bien l'affection n'a atteint que les genoux, respectant les autres jointures. Quoi qu'il en soit, ces idées n'ont pas encore prévalu, et en France on s'accorde aujourd'hui à dire que le genou en dedans d'origine rachitique ne se voit pas après la dixième année. C'est une espèce spéciale, qui est bilatérale et qui s'accompagne presque toujours d'autres déformations osseuses du côté des côtes, des membres supérieurs et du rachis.

M. Delore, qui en a fait une étude approfondie, lui a appliqué comme traitement le *redressement brusque.*

---

1 *Gazette médicale de Lyon*, p. 311. Année 1861.

Cette méthode appliquée pour la première fois à la Charité de Lyon, a si bien fait son chemin dans le monde médical qu'elle est actuellement le traitement classique de l'affection qui nous occupe.

C'est une chose acquise, nous n'en parlerons pas davantage.

B. *Forme symptomatique.* — Nous comprenons sous cette dénomination générale les déformations qui ont pour origine une maladie chirurgicale de l'articulation du genou; c'est ainsi que les tumeurs blanches, les arthrites déformantes, les fractures articulaires plus ou moins mal consolidées, etc., etc., peuvent produire une déformation en dedans du genou.

Ces affections guérissent presque toujours par une ankylose, et leur traitement est complètement en dehors de notre sujet.

C. *Forme idiopathique.* — On désigne ainsi le genou en dedans se produisant sans cause connue chez un adolescent de douze à vingt-deux ans, ordinairement robuste et bien musclé.

Le plus souvent, dans ses antécédents, on ne trouve pas trace de rachitisme, de scrofule ou de faiblesse constitutionnelle.

L'affection est fréquemment uni latérale et le reste du système osseux ne présente pas la moindre déformation.

Nous voyons donc que le genou en dedans chez l'adolescent paraît être une entité morbide spéciale, très nettement différenciée, et c'est d'elle seule qu'il s'agira dans tout ce qui va suivre.

DU GENOU EN DEDANS CHEZ L'ADOLESCENT
ET L'ADULTE

Pathogénie et Étiologie

Avec M. Baude[1], à qui nous avons fait de nombreux emprunts, nous rangerons sous six chefs les diverses théories de la pathogénie du genu valgum. Nous verrons donc successivement : 1° la théorie anatomique ; 2° la théorie mécanique ; 3° la théorie diathésique ; 4° la théorie ligamenteuse ; 5° la théorie musculaire ; 6° la théorie osseuse.

1. THÉORIE ANATOMIQUE. — A l'état physiologique, le fémur se porte de haut en bas et de dehors en dedans ; cette direction est d'autant plus accentuée que le bassin est plus large, comme chez la femme par exemple.

D'autre part, le tibia est vertical et présente à sa partie supérieure une surface horizontale ; or les condyles du fémur, pour reposer sur ce plateau, doivent également présenter une surface horizontale, et, pour atteindre ce but, le condyle interne descend plus bas que l'externe.

Le genu valgum ne serait donc qu'une exagération de cette configuration normale du genou. Cette théorie est séduisante au premier abord ; malheureusement les faits cliniques nous apprennent que dans le genu valgum, la difformité est produite surtout par l'obliquité du tibia en

---

[1] Thèse de Lille, 1880, p. 22.

dedans. Cette hypertrophie condylienne est donc bien pathologique..

2. THÉORIE MÉCANIQUE. — La jambe est soumise à deux forces contraires : en haut, le poids du corps; en bas la résistance du sol. Ces forces tendent à fermer l'angle externe de la jambe normalement constitué par la réunion du tibia et du fémur. Cet angle se laissera d'autant plus facilement fermer que les os seront moins résistants comme dans le rachitisme.

Les marches excessives, les fatigues professionnelles, les fardeaux non proportionnés à l'âge, seront donc susceptibles d'agir de la même façon sur les jambes; le poids du corps, en effet, dans ces circonstances, se trouve considérablement augmenté, et ce poids tombant sur le condyle externe, celui-ci se développe moins, comme cela se voit pour les organes tassés et serrés par une cause quelconque.

Le condyle interne s'accroît en raison inverse par suite des tiraillements qu'il subit, tiraillements qui amènent une augmentation de l'irritabilité fonctionnelle de la moitié interne du cartilage diaphyso-épiphysaire.

Cette théorie ainsi présentée se confond avec la théorie osseuse que nous verrons plus loin; seulement on admet ici que les troubles ostéogéniques sont sous l'influence de causes mécaniques, ce qui peut être vrai pour un grand nombre de cas.

3. THÉORIE DIATHÉSIQUE. — Les théories diathésiques font dépendre le genu valgum d'une maladie générale dont il serait une manifestation locale.

En première ligne, on place le rachitisme ; on connaît à ce sujet les idées de M. Delore ; suivant lui, il faut attribuer au rachitisme non seulement les déformations qui surviennent dans le jeune âge, mais toutes celles qui surviennent à l'époque de la puberté et qui affectent soit la colonne vertébrale, soit les genoux.

M. Mikuliez, faisant des recherches à Vienne, a produit un travail qui viendrait fortement à l'appui de cette manière de voir. Ce travail est basé sur l'examen de dix-sept préparations anatomiques du genu valgum, dont plusieurs à une époque où l'affection était en voie de développement.

Suivant lui, les épiphyses conserveraient leurs dimensions propres, et leur épaisseur mesurée du côté sain et du côté malade aurait les mêmes dimensions. Tout au plus y aurait-il, dans quelques cas, un léger aplatissement de la moitié antérieure du condyle externe ; les cartilages de revêtement, supportant de ce côté une plus forte pression, seraient aussi un peu hypertrophiés.

Les épiphyses restant intactes, la déviation serait due à un allongement de la partie interne des extrémités diaphysaires du fémur et du tibia.

Quant à l'agent de ces allongements, Mikuliez le trouve dans l'étude micrographique du cartilage de conjugaison. « Sur trois sujets âgés de seize à dix-huit ans, nous dit M. Thorens[1], atteints du genu valgum en voie de développement, et dont l'autopsie a pu être faite par Mikuliez le cartilage de conjugaison est élargi et surtout à sa partie interne. L'élargissement porte principalement sur la zone

---

[1] Thorens, *Revue des sciences médicales de Hayem*, t. XVII, fasc. II.

chondroïde, qui présente en dedans une épaisseur double ou triple de celle qu'elle a en dehors. Examinée à l'œil nu et au microscope après décalcification préalable, elle se montre le siège d'une prolifération irrégulière de cellules cartilagineuses. La ligne de délimitation avec la diaphyse est extrêmement sinueuse; des prolongements cartilagineux pénètrent profondément dans l'épaisseur de l'os et quelques-uns même sont complètement séparés en forme d'îlots. Entre ceux-ci, des cônes médullaires très agrandis pénètrent dans le cartilage et se ramifient dans son intérieur.

« Ces lésions sont tout à fait semblables à celles qu'on observe dans le rachitisme, et il est intéressant de remarquer que chez les individus ainsi observés, on a pu constater des lésions rachitiques sur d'autres parties du squelette.

« Le rachitisme, il est vrai, dit M. Thorens, est généralement regardé comme une maladie propre à l'enfance, et les auteurs qui, comme MM. Tillaux, de Santi, Baude, rejettent le rachitisme en tant que cause déterminante du genu valgum chez les adolescents, s'appuient sur ce que cette maladie ne se rencontre pas après les premières années de la vie. Mais n'est-il pas plus juste de la regarder avec MM. Delore et Macven, comme une maladie de l'ossification pouvant se produire jusqu'au moment où les épiphyses seront soudées? »

Il est certain que la théorie rachitique est à la veille de réunir les suffrages si de nouvelles autopsies et de nouvelles recherches viennent corroborer ces données.

J. Guérin admet une théorie mixte : pour lui le genu

valgum est produit par le rachitisme aidé des rétractions
fibreuses et ligamenteuses.

Suivant M. de Santi[1], l'*arthritisme*, sous quelque forme qu'il se présente, goutte, gravelle, etc., serait consi-
déré comme une cause prédisposante sérieuse. Il cite
quelques cas où la diathèse était manifeste, mais il se
range cependant à l'avis de la majorité et admet la pré-
dominance d'une cause locale.

V. Duval[2] a vu plusieurs fois le genu valgum se dé-
velopper après un rhumatisme des genoux.

Nous croyons parfaitement à l'influence prédisposante
de ces différentes diathèses, à cause de la fluxion articulaire ou périarticulaire qu'elles peuvent amener.

4. — THÉORIES LIGAMENTEUSES. — Deux hypothèses
opposées ont été émises :

A. —Les partisans de la première, Malgaigne[3], Ollier[4],
Dubreuil[5] croient au relâchement primitif du ligament
latéral interne. Dès lors, le ligament latéral externe
l'emporte et entraîne la jambe de son côté ; le condyle
interne s'hypertrophie et le genou en dedans est formé.

Pingaud émet à peu près les mêmes idées : il assimile
le genou en dedans à la tarsalgie des adolescents : il y
a d'abord une faiblesse native du ligament latéral interne, affaiblissement et distension de ce ligament con-
sécutifs à la fatigue produite par la marche ou le poids

---

[1] Thèse de Paris, 1876.
[2] Aperçu des principales difformités du corps humain, Paris, 1833.
[3] Traité d'orthopédie, Paris 1862.
[4] *Gazette médicale de Lyon*, 1861.
[5] Cours d'orthopédie, *journal de l'école de médecine*, 1874.

du corps, et enfin altération osseuse résultant de ce vice dans les tractions ligamenteuses.

Il est certain qu'il se produit un allongement du ligament interne, notre observation n° 2 en est un exemple, mais on admet généralement que cet allongement est produit par l'hypertrophie condylienne, et par conséquent lui est consécutif.

B. — Les partisans de la deuxième hypothèse disent : Ce n'est pas le ligament latéral interne qui s'est allongé primitivement, c'est l'externe qui s'est raccourci.

On pourrait vraisemblablement admettre que la congestion ostéogénique peut amener une légère inflammation des parties voisines, et par conséquent des ligaments. Ces ligaments enflammés s'hypertrophieraient et pourraient se rétracter, comme le fait ordinairement le tissu fibreux de nouvelle formation. M. Létiévant, pour bien des cas, ne serait pas loin d'admettre la véracité de ce fait.

Bonnet, de Lyon, et J. Guérin, croient aussi à la rétraction fibreuse du ligament latéral externe, mais ils admettent une rétraction simultanée du tendon du biceps et du fascia lata.

Billroth[1] en Allemagne est partisan de la théorie ligamenteuse, et voici comment il l'entend : « Le *genu valgum*, dit-il, dépend du relâchement du ligament interne avec retrait secondaire du ligament latéral externe et contraction secondaire du biceps crural. »

En Angleterre Reeves croit que la brièveté et la soli-

---

[1] Pathologie générale de Billroth.

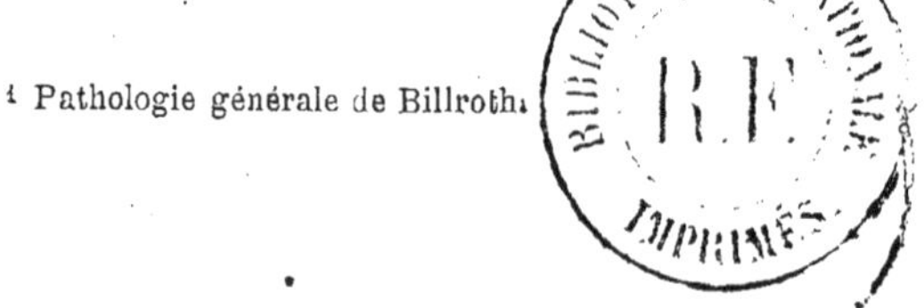

dité du ligament externe peuvent s'opposer au développement normal du condyle fémoral externe et de la tubérosité du tibia du même côté.

Évidemment toutes les altérations que nous venons de mentionner existent, et le point litigieux est de savoir si elles sont primitives ou bien consécutives à l'altération ostéogénique du condyle interne. La théorie osseuse réunit le plus grand nombre des suffrages, mais la théorie ligamenteuse nous semble également vraie dans un certain nombre de cas; ainsi notre observation n° 2 nous semble un exemple du genu valgum ayant débuté par la distension du ligament latéral interne et des ligaments croisés.

5. — THÉORIE MUSCULAIRE. — Ici, c'est le biceps fémoral qui est incriminé.

Les muscles de la patte d'oie, d'un côté, le biceps fémoral, de l'autre, seraient dans un antagonisme continuel. Lorsque les deux camps musculaires sont d'égale force, le genou est droit. Si au contraire il survient une contracture anormale du biceps, ou bien un relâchement de ses antagonistes de la patte d'oie, il attire la jambe en dehors et produit le genu valgum.

Cette théorie a été soutenue par des noms illustres : Bonnet, de Lyon[1], l'a défendue avec une grande conviction, et n'a même pas hésité à conformer son traitement à sa théorie : il fit plusieurs sections tendineuses du biceps.

J. Guérin croit aussi à une rétraction musculaire. Il

_____
[1] Traité des sections tendineuses.

compare cette déviation au torticolis et au strabisme, et il l'a traitée par le même procédé, c'est-à-dire par la section sous-cutanée des ligaments et des muscles rétractés.

M. Verneuil[1] avait partagé les mêmes idées, mais il les a abandonnées plus tard pour se rallier à la théorie osseuse.

Suivant Duchenne, de Boulogne[2], le biceps jouirait d'une tonicité supérieure à celle de ses antagonistes. Cette exagération de tonicité serait due soit à une hypertrophie réelle des faisceaux, soit à une faiblesse ou à une paralysie de ses antagonistes. Il faudrait dans ce dernier cas faire intervenir une lésion nerveuse que rien ne fait prévoir. Donc, pour Duchenne de Boulogne, supériorité du biceps, projection de la jambe en dehors, et formation du genu valgum.

Malheureusement Duchenne est le seul qui ait trouvé l'hypertrophie du biceps, et une seule fois seulement. D'ailleurs l'inefficacité des sections tendineuses qui ont été faites est encore venue prouver l'insuffisance de cette méthode.

6. THÉORIE OSSEUSE. — C'est elle qui réunit aujourd'hui le plus grand nombre de suffrages. Les travaux de M. Ollier, les communications faites aux sociétés savantes par MM. Verneuil, Lannelongue, Tillaux, etc., établissent la supériorité de cette théorie. Elle est fille en effet de l'ostéologie, de l'expérimentation et de la clinique.

[1] Société de chirurgie, 11 février 1874.
[2] Duchenne de Boulogne, physiologie des mouvements.

L'ostéologie nous apprend que la soudure diaphyso-épiphysaire de l'extrémité inférieure du fémur se produit de douze à vingt-deux ans, et qu'une fois parachevée il n'y a plus d'accroissement pour l'os.

L'expérimentation nous apprend : 1° que pendant la croissance, lorsqu'on détruit en totalité le cartilage de conjugaison d'un os, on produit un arrêt total du développement de cet os ;

2° Que lorsqu'on détruit une portion seulement de ce cartilage, il n'y a arrêt de développement que pour la portion correspondante ;

3° Que l'irritation[1] produit deux effets diamétralement opposés :

Hyperostose, si l'irritation est.légère ;
Arrêt de développement, si l'irritation est violente.

La clinique enfin nous apprend qu'il se produit un vice dans le volume des extrémités ostéogéniques de l'os ; que cette déformation se produit entre douze et vingt-deux ans, au moment où la croissance des os est très active ; que souvent enfin cette malformation se produit à la suite d'une irritation locale plus ou moins accentuée telle que fatigue, contusion, fluxion rhumatismale, etc.

---

[1] Ollier, traité de la régénération des os.

[2] « L'irritation de ces cartilages, dit M. Ollier, produit un arrêt de développement au point irrité. Si on fait une coupe dans la moitié d'un cartilage, de ce côté l'os s'arrête de grandir, tandis qu'il continue du côté opposé et produit une déviation du membre. Si on irrite violemment et directement le cartilage, on enraye l'accroissement de l'os ; mais au contraire, si on l'irrite médiocrement et par l'intermédiaire de la moelle, ou du périoste, on produit une hypertrophie de l'os en longueur. Si donc on irrite modérément la partie interne seule du cartilage de conjugaison du fémur, on obtient une exagération de la longueur du condyle interne. »

Ces notions étant une fois acquises, il est facile de
faire le rapprochement des faits et de saisir leur con-
nexion.

En effet, une soudure prématurée de l'épiphyse dans
sa moitié externe, la destruction du cartilage de conjugaison dans cette même partie, nous amèneront les altérations condyliennes du genou en dedans. De même, l'influence de l'irritation plus ou moins vive sur les moitiés
internes et externes du cartilage de conjugaison du fémur,
nous donnera l'explication de tout ce que nous voyons se
produire dans le genu valgum.

Aussi, bien que la majorité des auteurs modernes s'accorde à placer le point de départ du genu valgum dans
un trouble de l'ostéogenèse tous n'expliquent pas son
processus de la même façon : M. Ollier croit à un arrêt
de développement dû à la soudure prématurée de l'é-
piphyse avec la diaphyse. On voit donc que pour M. Ollier
il y a raccourcissement réel de la partie externe du
fémur et continuation normale de l'allongement du condyle
interne.

M. de Santi, dans sa thèse, croit au contraire qu'il y
aurait surcroît de l'activité fonctionnelle de la partie
interne du cartilage diaphyso-épiphysaire et, comme conséquence, hypertrophie réelle du condyle interne ; en
dehors il y aurait conservation de la longueur normale
de l'os.

Il est très probable que cette dualité d'opinion a sa raison d'être, et que le processus doit être double. C'est
l'opinion de M. Baude :

« Nous pensons, dit-il, que le genu valgum est le
résultat de la soudure prématurée, quand il y a irrita-

tion nutritive : cette irritation nutritive se produirait à la suite de fatigues très prolongées, de marches excessives. Alors le poids du corps reposant sur le condyle externe produirait un arrêt de développement en dehors, consécutif à une irritation très grande et souvent répétée.

« Nous croyons que le genu valgum est le résultat d'une hypertrophie condylienne quand l'irritation fonctionnelle a été seule éveillée. Ses causes seraient un traumatisme à la partie interne du genou, une phlegmasie du voisinage, l'athritisme, etc.

Voici très logiquement exprimée par M. A. Paquet[1] la filiation pathogénique de la production du genou en dedans : « En résumé, dit-il, mauvaise attitude, pression exagérée du condyle externe du fémur sur le tibia, avec arrêt de développement dû à ces pressions ; tiraillement de la partie interne de l'article, et par conséquent de la partie interne du cartilage interépiphysaire ; irritation sourde à ce niveau ; hyperthrophie due à cette irritation, telle serait, selon nous, la succession des actes pathologiques, qui, dans la plupart des cas, aboutissent à la formation du genou en dedans des adolescents. »

Cette manière de voir nous semble assez rationnelle. Quoi qu'il en soit, toutes ces théories pathogéniques ont été soutenues par des noms illustres. Nous ne les avons reproduites qu'accessoirement pour la notion du sujet, le but de notre travail étant le traitement.

---

[1] Leçons sur l'orthopédie, 1880.

Symptômes

C'est vers l'âge de douze à seize ans, rarement plus tard, que la déviation commence. Elle est souvent indolente et le malade ne peut rien préciser sur le début de son affection : il s'est aperçu un beau jour qu'il ne pouvait plus réunir les deux talons dans la station debout.

D'autres fois le malade a souffert, à un moment donné, dans les genoux; la douleur était perceptible soit le matin en se levant pendant les premiers mouvements, soit le soir après une journée de fatigue. La plupart ne sont pas incommodés par la marche et le sont beaucoup par la station debout dans l'immobilité.

D'autres fois le mal commence par des symptômes de dislocation de l'articulation : le malade est incertain dans la marche; si peu que son pied ne porte pas d'aplomb, il se passe dans l'articulation du genou des mouvements brusques de latéralité, qui déplacent le centre de gravité. Ce sont ces cas qui ont donné lieu à la théorie ligamenteuse.

Le genu valgum est le plus souvent unilatéral chez l'adolescent; chez le rachitique au contraire les lésions sont presque toujours bilatérales.

Si l'on fait fléchir la jambe, on remarque que la difformité disparaît et que les deux genoux deviennent rectilignes. Un grand nombre d'explications ont été données à ce fait; mais la plus vraisemblable est celle qui s'appuie sur des raisons anatomiques. « En effet [1], dans

____
[1] Baude.

le genu valgum, le condyle interne est plus long que normalement, mais son diamètre antéro-postérieur n'est pas augmenté ; l'externe au contraire est élargi d'avant en arrière. Qu'arrive-t-il dans la flexion ? La partie postérieure des cavités glénoïdes se met en rapport avec la courbe postérieure des condyles fémoraux, et le plateau du tibia glisse tout entier sur les condyles du fémur, qui ne présente pas à la partie postérieure de saillie anormale comme en avant. Dans ce mouvement, si le diamètre antéro-postérieur du condyle externe est accru, on comprend que la jambe aura d'autant plus de tendance à se mettre dans le même plan que la cuisse. En résumé, la difformité n'existe plus dans la flexion, attendu que sa raison d'être a cessé, les condyles étant restés physiologiques en arrière. »

Au toucher, le genou ne présente rien de bien caractéristique ; cependant si on l'examine attentivement, le condyle interne pendant la flexion semble manifestement posséder une plus grande longueur : souvent la tubérosité interne du tibia est également allongée (Verneuil).

Le condyle externe, au contraire, paraît un peu aplati par le poids qu'il supporte, et son axe antéro-postérieur est augmenté.

La rotule est un peu déjetée en dehors par suite de l'hypertrophie du condyle interne.

Le fémur subit souvent aussi une légère rotation de dedans en dehors, mais il n'y a aucune courbure qui puisse rappeler même de loin les courbures rachitiques.

Au-dessus du creux poplité, on sent parfois une corde dure et plus ou moins rigide qui n'est autre chose que le tendon du biceps en état de contracture ; souvent on

sent aussi le tendon du fascia lata. Ces symptômes ont
été à leur tour le point de départ d'une théorie pathogénique, la théorie musculaire, que nous avons vue précédemment.

Le pied lui-même présente des altérations constantes
dont le mécanisme est facile à comprendre : les jambes
étant obliques en dehors, le pied tend à se reposer sur
son bord interne; mais la pression du poids du corps lui
imprime un mouvement de rotation en dehors, de telle
sorte que la plante du pied redevient horizontale. Les
surfaces articulaires du métatarse finissent par se conformer aux exigences de cette position.

La démarche du malade est caractéristique, que l'affection soit unilatérale ou bilatérale. Dans le genu valgum
unilatéral il y a souvent un raccourcissement qui amène
une claudication assez marquée. Chaque fois que le membre raccourci touche à terre, il se produit une oscillation
du tronc vers ce membre. Toutefois cette claudication
est beaucoup moins accusée qu'on pourrait le croire,
parce qu'il se produit un abaissement de la hanche du
côté déformé qui supplée au raccourcissement de la jambe.

Lorsque le genu valgum siège des deux côtés, Saurel
compare la marche du cagneux à celle d'un palmipède,
c'est-à-dire que le malade est obligé de rejeter alternative-
ment son centre de gravité à droite et à gauche pour le porter sur les pieds déviés en dehors de leur situation normale.

Ce mode de marcher existe, mais il est bien plus mar-
qué dans les déviations symptomatiques des genoux que
dans le genu valgum spontané : « Le cagneux [1] sait en

____

[1] De Santi, p. 42.

effet qu'en fléchissant les genoux il diminue l'écartement de ses pieds, alors il marche sans étendre complètement ses membres, les genoux demi-fléchis, et les mollets un peu en dehors. Il raccourcit ainsi considérablement sa taille, mais il évite le balancement. »

Il se produit en outre du côté de la colonne vertébrale des déviations compensatrices qui favorisent aussi la marche. Ces déviations se voient surtout dans le genu valgum unilatéral, et quand elles se voient dans le genu valgum double, elles sont plus marquées d'un côté que de l'autre. Ces courbures ont pour but de répartir la plus forte somme de pression sur le membre le plus solide; c'est pourquoi elles sont toujours convexes du côté affecté.

Plusieurs procédés plus ou moins compliqués ont été proposés pour la mensuration du degré d'écartement de la jambe ; mais les chiffres par lesquels ils expriment soit le degré des différents angles qu'on a voulu mesurer [1], soit le nombre de centimètres de la flèche, ne donnent pas à l'esprit l'idée de la déviation qui y correspond.

Le procédé qui consiste à mesurer la distance inter-malléolaire, les deux genoux se touchant, n'est pas non plus exempt de reproches :

1° Lorsqu'il y a un genu valgum double , l'évaluation de la distance intermalléolaire est insuffisante pour donner une notion exacte de la déviation à droite et à gauche. Dans ce cas, si on veut une mensuration très exacte, on est obligé de s'aider du chiffre de la flèche.

---

[1] Peyre mesure l'angle formé par la nouvelle direction de la jambe déviée et la verticale.

Marchant et Terrillon mesurent l'angle formé par la nouvelle direction de la jambe déviée et la direction prolongée du fémur.

2° La distance intermalléolaire dépend non seulement de l'angle de déviation de la jambe, mais aussi de sa longüeur. En ne tenant pas compte de ce dernier facteur, on a certainement une cause d'erreur, mais chez des adultes qui ont atteint le maximum de croissance et qui ont à peu près la même taille, cette erreur peut être négligée. Quoi qu'il en soit, c'est un procédé très simple à appliquer et qui a précisément l'avantage de bien décrire le degré de la difformité. A l'état normal, les malléoles se touchant, si l'on dit qu'elles sont séparées par un espace de 15 centimètres par exemple, on se figure de suite l'écartement en question et la déviation de la jambe qui en est la conséquence. C'est ce procédé avec ses avantages et ses désavantages, ses qualités et ses défauts, que nous avons accepté.

Pronostic

Le genou en dedans est une affection bénigne si on la considère au point de vue de la durée de l'existence; c'est une infirmité qui survient à un jeune homme bien portant d'ailleurs, qui laisse intactes la nutrition et les grandes fonctions physiologiques; mais son pronostic est autrement sérieux si on l'envisage au point de vue de sa durée.

Quelquefois dès que la difformité a acquis un certain degré, le mal semble s'arrêter dans sa marche; à ce moment, le travail de l'ossification est terminé et l'accroisment de l'os n'a plus sa raison d'être. On a donc une difformité définitivement constituée, qui évidemment ne guérira jamais, mais qui n'augmentera probablement pas ; c'est ce qui peut arriver de plus heureux.

D'autres fois, le genou en dedans des adolescents acquiert d'autant plus de gravité qu'il est plus ancien, et cela à cause des lésions secondaires qui viennent très souvent le compliquer. Les tendons du biceps et du fascia lata se contractent, les ligaments externes se rétractent, les internes se distendent et s'allongent jusqu'à produire une véritable dislocation de l'article. Les conséquences en sont des plus tristes : plus les ligaments faibles s'allongent, plus la fausse direction de la jambe leur impose de tiraillement et de fatigue. Le ligament interne et le croisé supportant presque tout le poids du corps, la moindre secousse peut rompre quelques-unes de leurs fibres, ce qui produit des entorses multiples.

L'hydarthrose est aussi une complication fréquente; elle serait produite par la propagation du mouvement fluxionnaire de l'épiphyse à la synoviale. Il est bien probable aussi que ces tiraillements ligamenteux et les nombreux traumatismes auxquels cette affection expose n'y sont pas tout à fait étrangers.

Plus tard enfin, dans un âge avancé, le malade est exposé à l'arthrite sèche et à tous ses désagréments.

Quoi qu'il en soit, outre les complications auxquelles il expose, le genu valgum est une affection persistante qui attaque souvent le moral du malade, gêne considérablement la marche et rend impossible l'exercice d'un grand nombre de professions.

CHAPITRE II

TRAITEMENTS DU GENOU EN DEDANS

Il est admis aujourd'hui que pour les enfants jusqu'à l'âge de douze à quinze ans, on doit avoir recours au redressement brusque. Cette méthode appliquée par M. Delore dès 1861 à la Charité de Lyon, brillamment défendue par lui à la Société de chirurgie en 1875, a rapidement fait son chemin dans le monde médical. L'enfant est opéré, mis en bandage et deux mois après il quitte l'hôpital à peu près guéri : c'est le procédé le plus parfait que nous possédions, et il suffit de l'avoir vu employer quelquefois par son auteur pour qu'on s'y rallie sans arrière-pensée.

Mais il est des cas où malheureusement il n'est pas applicable. Que pourra, en effet, un chirurgien si vigoureux qu'il soit, contre le genou d'un robuste travailleur de la campagne qui a atteint sa vingt ou vingt-deuxième année? il se consumera en vains efforts et n'aboutira à rien.

Je sais bien qu'il pourra se servir des machines puissantes que l'on a inventées à cet effet, mais nous considérons comme blâmables ces violences exercées sur des os qui ont leur complet développement ; on ne peut plus compter en effet ni sur le décollement des épiphyses ni sur le tassement et l'élasticité des tubérosités osseuses.

Nous ne savons pas encore ce que produira l'ostéoclaste de M. Collin ; M. Terrillon exposant cet appareil à la Société de chirurgie[1], en conseille l'emploi quand le membre a résisté aux tentatives de redressement brusque. Il est à présumer qu'il réussira souvent, quand le sujet sera jeune et que les os seront dans de bonnes conditions, mais dans le cas contraire, il produira tous les mécomptes de la rupture des ligaments. M. Barbier nous dit en effet à propos de ses expériences faites sur le cadavre, qu'il avait d'autant plus de peine à obtenir des ruptures épiphysaires, que le cadavre était plus âgé. Si celui-ci avait plus de quinze ans, souvent il ne rompait que les ligaments ; à plus forte raison si le malade avait vingt à vingt-trois ans, comme nous en avons un cas.

Nous croyons donc être en communion d'idées avec le plus grand nombre des auteurs en disant que l'ostéoclasie est excellente chez les enfants, mais très hasardeuse et souvent dangereuse chez les adolescents et les adultes.

Quelle conduite faudra-t-il donc tenir en présence du cas que nous nous proposons ? Les réponses seront diverses :

A. — Quelques auteurs nous répondront, avec M. de Santi dans sa thèse inaugurale, qu'il faut abandonner

---

[1] Société de chirurgie, 31 décembre 1879.

la difficulté à elle-même : ceci revient à dire qu'il faut abandonner les malades à leur malheureux sort, et certes, c'est un pis aller auquel il ne faut s'arrêter qu'après avoir essayé les médications rationnelles.

B.— A Lyon jusqu'à ce jour, on a toujours eu recours aux appareils redresseurs. Ces appareils sont extrêmement nombreux et leur application remonte très loin dans l'histoire de la médecine ; aussi ne dirons-nous que quelques mots des derniers employés. MM. Gaujot et Spillman, dans leur *Arsenal de la chirurgie moderne*, en décrivent un grand nombre avec planches à l'appui pour en faciliter la compréhension ; nous y renvoyons ceux de nos lecteurs qui voudraient en faire une étude plus approfondie.

En 1860, M. Berne se servait déjà à la Charité d'un appareil à tractions élastiques, pour redresser les jambes soit dans les pieds bots après la ténotomie, soit dans les genoux en dedans. Cet appareil se composait : 1° d'un bandage amidonné que l'on sectionnait en dedans au niveau du genou ; 2° d'une tige rigide en fer qui atteignait en haut le bassin et en bas le soulier. On la fixait à la partie externe de la jambe à laquelle on la joignait par de nombreux tours de bandes en caoutchouc. Cet appareil donnait souvent de bons résultats et d'autant meilleurs que le sujet était plus jeune.

La planche de M. Ollier et celle de Blanc eurent aussi de bons résultats dans les mêmes conditions.

Enfin, l'appareil Blanc-Bonnet, que l'on a employé jusqu'à ce jour, mérite une mention spéciale :

Il se compose de deux leviers recourbés à angle droit ; une des branches est conformée pour être appliquée sur le membre, elle est disposée en forme de gouttière ; l'autre branche, longue de 15 à 20 centimètres, est une tige en fer terminée par un anneau.

Un levier est appliqué sur la cuisse, l'autre sur la jambe, à leur partie interne. Des liens en caoutchouc passés dans les anneaux tendent à les rapprocher et par conséquent à redresser le membre.

Ces appareils sont appliqués par-dessus un bandage amidonné remontant jusqu'à l'aine, muni de charnières et circulairement coupé autour du genou.

Il résulte de leur situation à la partie interne du membre que le malade ne peut que très difficilement marcher.

Une légère modification de M. Ollier pare à cet inconvénient ; il courbe les leviers à angle obtus et les place à la partie externe du membre.

L'appareil que l'on emploie au bureau central et dans les hôpitaux de Paris[1] consiste en une attelle externe en fer ; seulement d'une largeur de 1 centimètre et demi à 2 centimètres ; cette attelle se fixe autour du tronc, à l'aide d'une courroie suffisamment large et matelassée pour être bien supportée. L'extrémité inférieure de cette attelle est fixée en bas à un soulier, et le contourne en avant du talon, de manière à se continuer avec une attelle analogue qui est placée à la partie interne du membre, et qui ne dépasse pas le bas du genou.

Les attelles sont matelassées dans tous les points où elles sont directement en contact avec le membre. Elles sont réunies ensemble à l'aide de courroies au niveau de la jambe.

[1] Barbier, thèse de Paris, 1877.

L'attelle externe est articulée au niveau du genou ; au moyen d'une vis on neutralise l'action de cette articulation ; car le genou ne doit pas exécuter de mouvements tant qu'il n'est pas à peu près complètement redressé. Lorsque le redressement est presque complet, on fait porter l'appareil encore pendant plusieurs mois, et on permet à l'attelle de se plier au niveau du genou. Pour ramener le genou en dehors, on place sur sa partie interne un carré de cuir assez haut pour dépasser les limites du genou ; ce cuir est assez souple pour bien se mouler sur les contours de l'articulation. Il est fixé par de petites courroies à l'attelle externe, et, en raccourcissant plus ou moins ces courroies, on attire d'autant le genou en dehors.

Chez le demi-adulte, Verneuil[1] emploie les procédés de douceurs tels que le repos, le redressement progressif à l'aide de bandes de caoutchouc appliquées durant huit ou dix jours sur les genoux préalablement séparés par un coussin, puis l'immobilisation durant trois ou quatre mois. Cette méthode qui, dans la dernière période permet de marcher, lui a donné de bons résultats.

Quoi qu'il en soit, tous ces appareils ont rendu des services, et on leur doit certainement des succès, surtout lorsqu'on les a appliqués chez les enfants jusqu'à l'âge de quinze ou seize ans. Plus tard après seize ou dix-sept ans, ils devenaient souvent insuffisants, et lorsqu'ils agissaient, c'était toujours après un temps excessivement long. J'ai vu l'année dernière dans le service de M. Létiévant, un malade de dix-huit à dix-neuf ans, traité pendant

---

[1] Société de chirurgie, 1874.

neuf mois par l'appareil Blanc-Bonnet, et encore
au bout de ce temps est-il parti très imparfaitement
redressé.

C. — Les partisans des *sections fibreuses* trouveraient
une occasion d'appliquer leur méthode.

Langenbeck ferait la section isolée du ligament latéral
externe.

Bonnet, de Lyon, à un moment donné, aurait fait la section tendineuse du biceps et du fascia lata. Il pratiqua
quelquefois cette opération, mais les résultats qu'il en
obtint ne furent pas merveilleux et il y renonça plus
tard.

Enfin Guérin en France et Billroth en Allemagne
emploieraient un procédé mixte qui consiste à sectionner
à la fois des ligaments et des tendons.

Le plus souvent ces sections tendineuses ne sont qu'une
opération accessoire du redressement brusque. Quelquefois, après l'anesthésie, le biceps continue à se contracter
et on sent son tendon qui s'opppose comme une corde au
redressement.

Dans ce cas, on le sectionne. Voici ce que M. Tillaux
dit du *Manuel opératoire* : « Cette opération n'offre pas
de difficulté réelle, cependant elle peut être accompagnée
d'un accident sérieux, la section du nerf sciatique poplité
externe, qui affecte avec le tendon des rapports intimes
au moment où il contourne la face externe du genou... :
Pour éviter cet accident, il faut pratiquer la section à
3 centimètres environ au-dessus de la tête du péroné,
en ramenant le tendon de dedans en dehors. »

En somme, de nos jours, on trouve peu d'enthou-
siasme pour cette méthode qui est toujours insuffisante

et qui ne doit être considérée que comme un adjuvant accessoire aux autres procédés.

D. — D'autres auteurs et particulièrement les chirurgiens d'Angleterre et d'Allemagne nous diront : il faut avoir recours à l'*ostéotomie*. Cette méthode a été appliquée au genou en dedans pour la première fois par Mayer, de Wurzbourg, le 14 août 1851 ; mais ce n'est que depuis quelques années qu'elle est entrée dans la chirurgie courante.

Voici à grands traits en quoi consiste cette opération :

1° Dans un premier temps sectionner les parties molles et le périoste ;

2° Procéder, à l'aide, de la rugine au décollement du périoste ;

3° Section de l'os : cette section peut être complète ou partielle. J. Bœckel préfère la division de l'os dans toute son étendue ; il prétend éviter ainsi, lors du redressement, la production d'esquilles qui pourraient se nécroser plus tard.

Volkmann et beaucoup d'autres avec lui, préfèrent ne sectionner qu'une portion du cylindre osseux, ensuite ils font le redressement en brisant la portion de l'os non divisée par le ciseau.

Les auteurs que nous venons de mentionner font le redressement immédiatement après l'opération ; Nussbaum au contraire, attend pour le faire que la plaie soit cicatrisée.

Langenbeck emploie la scie pour sectionner son os, mais généralement on se sert du ciseau et du maillet ; on évite ainsi de laisser dans la plaie les résidus de sciure qui ne peuvent qu'augmenter les chances de suppuration et de septicémie consécutive.

4° L'opération étant terminée, le chirurgien applique les bords de la plaie et cherche la réunion immédiate. Un pansement Lister est appliqué avec soin, et le membre est placé dans un appareil inamovible.

Cette opération a été pratiquée sur le tibia et sur le fémur. Billroth est partisan de l'ostéotomie linéaire sous-cutanée du tibia; — Scheide, au lieu de l'ostéotomie linéaire, pratique l'ostéotomie cunéiforme du même os, en y ajoutant la section du péroné qui s'oppose quelquefois au redressement.

L'ostéotomie du fémur telle que la pratique Macwen est celle qui réunit presque tous les suffrages. « L'incision[1] est faite au point de jonction de deux lignes : l'une horizontale à un travers de doigt au-dessus de l'extrémité supérieure du condyle externe, l'autre verticale, à un demi-pouce en avant du tendon du grand adducteur. Dans ses premières opérations, Macwen pratiquait à ce niveau une ostéotomie cunéiforme ; actuellement, il n'a plus recours qu'à une ostéotomie linéaire, mais faite avec des ostéotomes gradués de plus en plus fins, à mesure qu'il approche du bord externe du fémur; il résulte de ce mode d'opérer un tassement de la partie interne de l'os, suffisant pour permettre la correction de la déviation. Le fémur étant divisé suffisamment, le redressement est opéré par l'ostéoclasie manuelle de la portion osseuse encore intacte. » Les suites de cette

---

[1] Thorens, *Revue des Sciences médicales de Hayem*, t. XVII, fasc. II.

opération ne sont pas aussi dangereuses qu'on pourrait le croire au premier abord.

Comme accidents on signale les consolidations tardives et certaines fistules de longue durée, causées par la présence de séquestres.

La septicémie serait plus rare que dans les fractures ordinaires compliquées de plaie.

La statistique de Macwen porte sur 557 ostéotomies, dont 367 pour des genoux en dedans. Il n'y eut de suppuration que dans 8 cas, et 3 morts qu'il attribue à des affections intercurrentes.

Bœckel, dans une note présentée en 1880 à l'Académie sur le traitement du genu valgum par l'ostéotomie relevait 226 cas d'ostéotomie dont 5 morts.

On ne peut pas tirer de conclusions précises de toutes ces statistiques, qui portent surtout sur des enfants rachitiques.

Quoi qu'il en soit, les nombreux succès publiés dans les journaux d'outre-Manche et d'outre-Rhin n'ont pas encore pu mettre cette méthode à l'ordre du jour en France. On hésite, peut-être avec raison, à produire de pareils dégâts pour une affection qui, comme le genou en dedans, laisse les attributs d'une bonne santé générale, et qui peut être considérée plutôt comme une infirmité que comme une maladie.

Nous ne connaissons guère en France que M. Beauregard, du Havre, et Bœckel, de Strasbourg, qui aient pratiqué l'ostéotomie pour le cas qui nous occupe.

MM. Lefort, Verneuil et Depaul, semblent condamner cette méthode; MM. Panas et Labbé l'admettent à la rigueur comme ressource extrême, surtout chez les en-

fants, où les opérations sanglantes sont moins graves.
Encore chez ces derniers, le redressement brusque est-il
préférable.

A. — Enfin, nous trouvons les partisans de l'*Osteo-
arthrotomie*.

Du succès jaillit la témérité; ainsi on ne s'en tient
plus à l'ostéotomie, on pénètre hardiment dans l'articulation en sectionnant les ligaments et on attaque de différentes façons le condyle interne pour le diminuer de
longueur. Annandale d'Édimbourg, en mars 1875, pratique une véritable résection de l'extrémité inférieure du
fémur sur un enfant de six ans : il ouvre l'articulation,
sectionne les ligaments croisés et enlève aux condyles
fémoraux une tranche cunéiforme dont le maximum d'é-
paisseur se trouve à la partie interne. Il établit ainsi
l'horizontalité des condyles, mais la guérison s'effectue
par ankylose.

En 1877, Agston pratique l'ostéo-arthrotomie qui porte
son nom. Il remédie au genou en dedans par l'ouverture
de l'articulation et la section du condyle interne, le tout
pratiqué dans un milieu antiseptique. Voici d'ailleurs cette
opération telle que nous la trouvons décrite dans la *Revue
médicale des sciences* en France et à l'étranger de M. G.
Hayem :

« Le mode opératoire fut le suivant : après avoir
chloroformé le malade et lui avoir fléchi fortement la
jambe, un long ténotome fut introduit sous la peau à trois
pouces et demi au-dessus de la saillie du condyle interne
du fémur, assez en arrière pour arriver sur la crête qui
rejoint la ligne âpre du fémur au condyle. La lame fut
conduite en avant, en bas et en dehors, vers le fémur, le

tranchant dirigé du côté de l'os. Quand sa pointe put être sentie à travers la peau dans l'interligne des condyles au point qu'aurait occupé la rotule dans la position de flexion normale, les parties molles furent divisées d'avant en arrière y compris le périoste. La plaie externe avait environ un tiers de pouce de longueur et formait l'entrée d'un trajet sous-cutané aboutissant au-devant du fémur et à la cavité articulaire. On introduisit alors la scie d'Adam et le condyle fut scié d'avant en arrière. Dès que l'on eut estimé que la scie était arrivée au voisinage du creux poplité, on la retira, le condyle ne tenant plus que par un point osseux très mince. Alors le genou fut placé dans l'extension complète et redressé brusquement au moyen de la main et du genou de l'opérateur servant de levier. Un craquement se fit entendre et le condyle fut repoussé en travers et en dedans; le membre inférieur étant alors redressé, on le plaça sous le pansement antiseptique de Lister, dans l'immobilité la plus complète. L'opération tout entière avait été faite sous une atmosphère d'acide phénique pulvérisé.

« Les suites de la résection furent des plus bénignes. »

Le procédé d'Agston fut bientôt connu et mis en pratique en Angleterre et en Allemagne.

Reeves substitua le ciseau et le maillet à la scie pour éviter les sciures d'os qui peuvent rester dans la plaie et devenir un point d'appel pour l'inflammation consécutive et la suppuration. Il modifie même un peu le procédé : ainsi il propose de respecter le cartilage diarthrodial en ne permettant pas au ciseau de pénétrer jusque dans le ginglyme. Malheureusement l'opération pratiquée de la sorte ne peut produire qu'une adduction de 30 c., ce qui est tout à fait insuffisant dans les cas où la difformité est très accusée.

Schmitz, de Saint-Pétersbourg, reproche au procédé d'Agston de se faire un peu en aveugle, la direction du trait de scie n'étant pas assez surveillée; aussi ce chirurgien opère-t-il à ciel ouvert, en ouvrant largement l'articulation.

M. Thorens rapporte dans son travail un grand nombre de statistiques plus ou moins dissemblables, présentées aux congrès de la Société de chirurgie allemande de 1877 et 1880. Certains auteurs, comme Heine, Nussbaum, la défendent; d'autres, comme Volkmann[1], la proscrivent impitoyablement. Ce dernier dit que cette opération, qui n'est pas justifiée par les lésions anatomiques, expose à tous les dangers immédiats et secondaires des grands traumatismes du genou, que sa vogue ne peut s'expliquer que par l'engouement des chirurgiens pour les nouveaux procédés de pansement, et il la définit « une acrobatie antiseptique qui peut coûter la vie au patient. »

Disons en terminant qu'aucun chirurgien français n'a encore eu recours à cette opération et qu'on ne peut en parler que par ce qui a été fait à l'étranger.

---

[1] Thorens, *Revue des connaissances médicales.*

CHAPITRE III

Après avoir vu quelle est la conduite des différents chirurgiens en présence du genu valgum chez l'adolescent, nous allons exposer le traitement que nous avons appliqué à nos malades et l'appareil, aussi simple que commode, dont nous nous sommes servi. (Voir la planche qui est à la fin de notre travail.)

L'appareil de MM. Hortolès et Théron se compose d'un bandage silicaté préalable, d'une tige rigide et d'une vis d'appel communiquant avec une genouillère de traction.

1. Le bandage A est placé deux ou trois jours avant l'application de l'appareil. Il doit être fait avec le plus grand soin ; pas trop de coton, mais très également réparti ; bandage suffisamment serré, bonne position du membre, etc.

Le bandage peut ne comprendre que la jambe et la cuisse, mais il est mieux qu'il comprenne aussi le bassin ;

on est sûr de la sorte qu'il ne se déplacera pas et que ses courbures qu'on s'efforce de redresser coïncideront toujours exactement avec celles de la jambe.

On incorpore à ce bandage des attelles en fer, articulées au niveau du genou en mode de charnière : on place œs charnières l'une en avant, sur la partie médiane du genou et l'autre diamétralement en arrière dans le creux poplité. Il est bon de veiller avec le plus grand soin à ce qu'elles ne se déplacent ni en dedans ni en dehors pendant la confection du bandage : nous avons eu plusieurs fois l'occasion d'en ressentir les inconvénients.

Après trois ou quatre jours, le bandage est complètetement sec; à ce moment on le sectionne au niveau du genou : section simple en dedans avec la scie, en dehors section double convergente en forme de V. Le bandage n'est donc continué au niveau du genou que par les deux charnières métalliques très solidement fixées au segment supérieur et au segment inférieur. Il permet tous les mouvements de latéralité et s'oppose aux mouvements de flexion et d'extension. La jambe est en ce moment prête à recevoir l'appareil de traction.

2° La tige rigide B, qui sert de point d'appui aux tractions exercées sur le genou, a une forme légèrement arquée, à convexité tournée en dehors.

Les deux extrémités sont constituées par deux demigouttières (N) destinées à s'appliquer sur le bandage, aux parties moyennes de la cuisse et de la jambe. Ces demigouttières sont articulées à la tige par une coulisse G qui permet leur rapprochement et leur écartement, comme le besoin s'en fait sentir à mesure que le redressement se produit.

Sur les bords de ces demi-gouttières sont des courroies D destinées à les appliquer et à les fixer au bandage.

A la partie moyenne de la tige se trouve un orifice E pour le passage de la vis d'appel.

3° La vis d'appel se compose d'une tige F, munie de pas de vis. A son extrémité externe se trouve un écrou (G), muni de deux oreillettes (H), destinées à en faciliter le maniement. Lorsqu'on veut employer l'appareil au redressement brusque, on remplace ces oreillettes par une manivelle qui donne plus de force à l'opérateur.

L'extrémité interne de cette vis est constituée par une plaque métallique (K) de 10 centimètres de côté, à laquelle viennent se fixer les courroies de la genouillère.

La genouillère (L) ne présente rien de bien particulier : c'est un carré en cuir doux, soigneusement capitonné sur une surface, venant se fixer par de petites courroies sur la plaque que nous venons de signaler.

APPLICATION DE L'APPAREIL. — L'appareil que nous venons de décrire ne doit être appliqué que le troisième ou le quatrième jour après la confection du bandage, afin que ce dernier soit très sec, ne se laisse pas déprimer, et répartisse également sur toute la jambe les pressions qu'il doit supporter. Nous verrons dans notre observation n° 1, que pour ne nous être pas conformé à ce précepte, nous avons eu un abcès qui a retardé d'un mois la guérison de notre malade.

Il suffit de jeter un coup d'œil sur la figure qui est à la fin de ce travail pour comprendre comment l'appareil s'applique :

La tige étant soigneusement fixée à la partie externe de la jambe, la plaque de traction vis à-vis le genou, on place la genouillère L, et on fait tourner la vis jusqu'à ce que la traction réveille un peu de douleur dans le membre.

A partir de ce moment, s'il est intelligent, on abandonne au malade le soin de faire sa cure lui-même. C'est d'ailleurs ce qu'ont fait nos malades. Le matin au réveil, ils faisaient faire un tour à la vis, la traction devenait plus forte, et il se produisait une légère douleur qui ne tardait pas à devenir inappréciable lorsque le malade était levé, causait et se premenait dans la salle.

La journée se passait ainsi dans de bonnes conditions, et le soir, la douleur avait disparu, ou bien si elle persistait un peu, le malade desserrait sa jambe d'un demi-tour et s'endormait.

Le lendemain, il recommençait le même exercice, gagnant chaque jour quelque chose, jusqu'au redressement complet.

Aucun des trois malades que j'ai observés ne m'a dit avoir beaucoup souffert par l'application de l'appareil ; pour tous, c'était plutôt une gêne qu'une douleur. L'appétit et le sommeil étaient d'ailleurs conservés, le moral était excellent, et la santé générale florissante.

OBSERVATION I. — *Due à l'obligeance de mon ami Hortolès.* — Pierre-Marie Tr..., âgé de vingt-deux ans, exerçant la profession de tisserand, entre à l'hôpital le 29 septembre pour un double genou en dedans. Il n'a aucun antécédent pathologique et s'est toujours bien porté jusqu'à l'âge de dix-sept ans. A ce moment, sans cause appréciable, sans douleurs, ses genoux se mettent à se porter en dedans. Peu à peu la difformité s'accentue et lorsqu'il entre à l'hôpital la distance intermalléolaire, les deux genoux se touchant, est de 0,43 centimètres.

Le 4 octobre, M. Létiévant fait endormir le malade pour tenter le redressement brusque; mais ses efforts et ceux de tous ses aides réunis n'obtiennent aucun résultat. Le malade avait vingt-deux ans, il était robuste, bien musclé, et son genou résistait à toutes les tentatives.

C'est à ce moment que MM. Hortolès et Théron s'entendirent pour lui appliquer l'appareil puissant que nous avons précédemment décrit.

Le 15 octobre on place le silicate.

Le 19 on lui applique les tracteurs, et on en abandonne la direction au malade.

Le 20 novembre, on coupe le bandage et on constate que l'écartement n'est plus que de 7 centimètres, mais il y a une mobilité latérale assez grande dans les deux articulations.

Le 22 novembre on refait le bandage, et le lendemain, le tracteur est placé sur le bandage silicaté insuffisamment sec. Mal nous en prit, car nous vîmes quelques jours après se former un abcès au tiers moyen de la cuisse, au point où s'appuie l'extrémité supérieure du tracteur.

Nous fûmes donc obligés d'enlever le bandage et de suspendre toute espèce de traction. Ce contre-temps retarda le redressement d'un mois, car ce ne fut que vers la fin de décembre que nous pûmes reprendre le traitement régulier.

Le 28 janvier enfin, on constate que le redressement est complet, que les deux malléoles se touchent et se maintiennent d'elles-mêmes en contact l'une de l'autre.

Il y a malheureusement une mobilité latérale assez grande qui nécessite l'application de tuteurs latéraux. A l'aide de ces appareils destinés à prévenir toute récidive, le malade marche et quitte l'hôpital.

Obs. II. — B. Joseph, âgé de dix-neuf ans et exerçant la profession de confiseur, entre à l'Hôtel-Dieu le 9 juillet 1880 pour un genu valgum. Son père et sa mère sont bien portants et il a toujours joui lui-même d'une excellente santé. A treize ans et demi, il prend la profession de confiseur qui l'oblige à la station debout prolongée.

A quinze ans il commence à ressentir comme une grande lassi--
tude dans le genou droit ; cette sensation est beaucoup plus pénible
lorsqu'il reste debout sans bouger, que lorsqu'il marche et vaque
à ses occupations.

A quinze ans et demi le genou était déjà manifestement tourné
en dedans. Le malade raconte qu'il avait des mouvements de latéralité assez accusés qui lui permettaient de porter sa jambe en
dedans et en dehors ; son articulation était, dit-il, comme disloquée.
Lorsqu'il contractait ses muscles de la patte d'oie il mettait sa
jambe dans la rectitude, mais dès qu'il ne se surveillait plus, sa
jambe reprenait sa direction vicieuse.

En travaillant il essaya longtemps de lutter contre la déformation : il redressait sa jambe, réunissait ses talons et ses genoux,
et l'une aidant l'autre, ses jambes restaient ainsi dans la rectitude
pendant deux ou trois heures ; mais à ce moment l'engourdisse-
ment arrivait, il était obligé de changer de position et aussitôt la
déformation recommençait. Quand il se décida à entrer à l'hôpital,
la marche était devenue très pénible par le fait des soubresauts
que produisait la disjonction articulaire. La distance intermalléolaire était de 14 centimètres pour ce genou.

Le 5 janvier 1881 il entre en traitement, on lui applique l'appareil, comme nous l'avons décrit précédemment, et on lui abandonne la direction de son traitement.

Le 10 mars il sortait complètement redressé, marchant très
bien avec ses tuteurs.

Dans le courant d'avril, j'ai eu l'occasion de le revoir chez
M. Théron, auprès de qui il travaillait comme ouvrier orthopédiste.
Le redressement était toujours très complet, mais il avait encore
de la faiblesse dans le genou. Il portait ses tuteurs en temps ordi-
naire, et ne les quittait que de temps en temps un moment dans
la journée.

OBS. III. — Jean T., cultivateur, âgé de dix-huit ans, entre à
l'Hôtel-Dieu, le 6 décembre 1880.

Aucune tache héréditaire, bonne santé dans son enfance, pas
trace de scrofule ni de rachitisme. Vers sa seizième année, il remarque que son genou droit se porte en dedans, mais il n'en souffre
pas, et il continue pendant deux ans encore sa profession de cultivateur.

À son entrée à l'hôpital, la déviation est assez considérable, et l'espace intermalléolaire mesure 19 centimètres pour ce seul genou. Il ne peut porter de fardeau, la marche le fatigue et il devient inapte à accomplir les travaux de sa profession.

Le 10 janvier on lui applique notre redresseur.

Le redressement se fait progressivement sans grande douleur et au commencement de mars il est complet. Des raisons pécuniaires seules retiennent encore le malade à l'hôpital, en le privant des tuteurs dont il aurait besoin pour marcher librement.

Il sort vers la fin de mars.

CRITIQUE. — Notre observation n° 1 est intéressante en ce sens qu'elle concerne un homme de vingt-trois ans, robuste et solidement constitué. Il a pu guérir sans trop souffrir et sans aucun danger pour sa vie, tandis qu'on peut se demander s'il en aurait été de même en lui appliquant l'ostéotomie ou l'ostéo-arthrotomie; il est même possible qu'il les eût refusées l'une et l'autre, si on l'avait instruit des dangers qui accompagnent les plaies osseuses et articulaires.

Il est vrai qu'il lui reste encore un peu de mobilité anormale dans les genoux, mais elle a déjà beaucoup diminué, le redressement est aussi complet que le premier jour, et tout nous porte à espérer que l'amélioration continuant à augmenter, avec le temps la guérison sera radicale.

Son traitement actif n'a guère duré que deux mois, si l'on déduit le temps que son abcès l'a tenu sans traction.

Ces observations peuvent d'ailleurs s'appliquer aux autres malades : pour tous le redressement a été complet au bout de deux mois et tous se sont soumis de bonne grâce au traitement.

Nous croyons donc que la méthode de redressement
lent, progressif, recommandée jadis surtout pour les enfants, doit être appliquée à l'adolescent et au jeune homme.
Deux causes ont contribué à la pousser vers l'oubli où
elle s'achemine : la première est l'application chez les
enfants du redressement brusque qui lui est incontesta-
blement préférable. La seconde cause est l'insuffisance
et la difficulté des appareils qu'il fallait employer.

MM. Gaujot et Spillman, dans leur *Arsenal de la
chirurgie contemporaine*, décrivent toute la série des
appareils successivement employés.

Ils les divisent en appareils flexibles et en appareils
inflexibles, pouvant s'appliquer couché seulement ou bien
couché et debout.

Ils donnent de chacun une description excellente avec
planches à l'appui ; nous y renvoyons ceux de nos lecteurs qui désireraient connaître ces appareils dans tous
leurs petits détails.

L'impression qui nous est restée de la lecture de ce
travail est que les appareils vraiment puissants qui peuvent exercer une action suffisante, sont surtout ceux qui
empêchent le malade de se lever, et le retiennent au lit
dans une position pénible qui, au bout de quelques jours,
devient intolérable. Tel est l'appareil de Goldschmidt
de Berlin), qui par sa force est capable de faire tous les
redressements possibles, mais que l'on n'emploie pas
parce qu'au bout de quelques jours il devient insuppor-
table : le malade est fixé dans son lit, dans une position
souvent pénible ; sous l'influence de cette immobilité et
des tiraillements de la traction, il perd l'appétit, mai-
grit, tombe dans l'ennui et le marasme, et au bout de

quelques jours on est obligé de suspendre le traitement alors qu'à peine il est commencé.

L'appareil que nous avons précédemment décrit est au contraire d'une remarquable simplicité comme construction et comme application ; il est très puissant, puisque, comme nous le verrons plus loin, il produit avec une grande facilité le redressement brusque ; enfin il permet aux malades de se lever, de se distraire et de se promener au grand air. Grâce à ces conditions hygiéniques, les fonctions digestives s'exécutent bien, l'état général est excellent et permet de continuer le traitement jusqu'au redressement complet.

Nous avons donc la conviction que, sans être parfait, notre appareil échappe à la plupart des reproches que nous avons précédemment formulés, et qu'il peut rendre de grands services dans les cas qui lui sont favorables.

APPLICATION DE L'APPAREIL AU REDRESSEMENT BRUSQUE. — Joseph D..., âgé de seize ans, garçon de café, entre à l'Hôtel-Dieu de Lyon le 3 mars 1881, dans le service de M. Létiévant.

Absolument rien de pathologique ni dans son hérédité ni dans ses antécédents personnels. Son père a succombé à une affection que le malade ne se rappelle pas, sa mère et quatre frères ou sœurs sont bien portants.

Bonne santé dans son enfance ; pas trace de scrofule, pas de rachitisme, pas d'herpétisme.

Bonne hygiène, bonne nourriture et travail peu pénible, puisqu'il exerce la profession de garçon de café; cependant il est obligé de rester debout une grande partie de la journée.

Début de la maladie il y a deux mois. Le malade éprouve, le matin en se levant, un peu de raideur et de douleur dans les genoux ; mais tout disparaît dans la journée dès qu'il a marché.

Bientôt il s'aperçoit que ses jambes se courbent en dedans et que ses genoux se touchent pendant la marche. Voyant la difformité augmenter de jour en jour, il se décide à entrer à l'hôpital.

A son entrée nous le trouvons dans l'état suivant : le sujet présente tous les attributs d'une excellente santé : embonpoint, vivacité et fraîcheur, etc.

La déviation porte sur les deux genoux à peu près également ; elle serait peut-être un peu plus accusée à droite qu'à gauche. Quand on rapproche les deux genoux et les faisant toucher, on trouve que l'espace qui sépare les deux malléoles internes est de 27 centimètres.

Le genou n'est plus douloureux à la palpation on trouve que les os sont sains.

Traitement : Jambe gauche. — M. Létiévant veut tenter le redressement manuel brusque.

Le 13 mars, l'anesthésie étant préalablement faite, il commença sur le genou gauche le redressement brusque manuel, qui fut extrêmement pénible : il fallut pour le produire les efforts réunis de tout le personnel du service.

On arriva ainsi à un redressement approximatif qui était loin d'être complet. Quoi qu'il en soit, on place le membre dans un bandage silicaté, et on le maintient dans la rectitude au moyen de deux planches latérales.

Jambe droite. — M. Létiévant a fait ici le redressement brusque au moyen de notre appareil, et dans ce but, un bandage silicaté avait été fait deux jours à l'avance. On applique l'appareil, on fait tourner progressivement la vis, et on s'arrête lorsque le redressement est complet. Il se fit avec une facilité et une simplicité qui enchanta tous les spectateurs.

Pendant toute la journée le malade a souffert de ses genoux ; c'est l'usage en pareil cas.

14 et 15 mars : Les douleurs persistent ; on les amortit par une potion opiacée, pensant qu'elles étaient dues à la lésion osseuse.

16 mars. Les douleurs sont plus violentes que les jours précédents, et alors seulement on enlève les bandages :

On constate sur la jambe gauche, en dedans du genou, la présence d'une large plaque rougeâtre de gangrène cutanée. Cette plaque a près de 8 à 10 centimètres de côté.

Sur la jambe droite les lésions sont beaucoup moins étendues : deux petites plaques semblables de 1 centimètre de côté, l'une à la partie interne du genou, l'autre en avant vers le bord supérieur de la rotule.

On suspend toute traction et on attend la chute de l'eschare.

4 mai. Le malade ne souffre presque plus de ses os; il se lève et marche sans béquilles ni tuteur.

La plaie est cicatrisée du côté droit et on se dispose à replacer le tracteur.

Du côté gauche, où les désordres étaient plus considérables, elle persiste encore plus large qu'une pièce de 5 francs.

CRITIQUE. — De l'observation qui précède nous devons retenir : 1° que des accidents gangréneux peuvent se produire à la suite du redressement brusque et des appareils à contention qu'il nécessite; on ne doit donc jamais se départir de la plus stricte attention dans la surveillance de ces malades.

2° Que notre appareil est d'une grande commodité pour faire le redressement brusque lorsqu'il est indiqué, comme chez les jeunes gens de dix à quinze ans. Dans ces cas, faire un bandage qui embrasse la jambe et le bassin : on est certain de la sorte qu'il ne se déplacera pas et que l'axe du bandage sera toujours l'axe de la jambe. Faire le bandage trois ou quatre jours à l'avance pour qu'il soit très sec le jour de l'opération; surveiller avec le plus grand soin le malade les jours qui suivent le redressement; desserrer au besoin de temps en temps l'appareil lorsque les douleurs sont violentes et interposer entre la genouillère et le bandage un tampon de coton qui amortira la pression.

RÉSUMÉ ET CONCLUSIONS

Nous pouvons résumer notre travail en disant qu'il y a aujourd'hui deux grandes méthodes en présence pour le traitement du genu valgum chez l'adolescent :

1. La méthode sanglante ;
2. La méthode non sanglante.

1. *Méthode sanglante :* La méthode sanglante a pris naissance en Angleterre sous l'influence des idées de Lister, qui a montré l'innocuité que présentent le plus souvent les plaies osseuses et même les plaies articulaires traitées par la méthode de pansement de cet éminent chirurgien.

La méthode sanglante comprend l'ostéotomie et l'ostéo-arthrotomie (les sections fibreuses sont à peu près oubliées). Ces méthodes que l'on pourrait appeler étrangères, sont restées en Angleterre et en Allemagne et n'ont pas encore pu s'acclimater en France.

2. *Méthodes non sanglantes :* Les méthodes non san - glantes, que l'on pourrait qualifier de françaises, com - prennent les différents procédés de redressements sans plaie. Ce sont :

A. Le redressement brusque ;

B. Le redressement lent.

A. — Le redressement *brusque*, né à Lyon, est tou - jours employé lorsqu'il est possible, c'est-à-dire lorsque les os le permettent, lorsque le malade n'a pas plus de quinze à seize ans.

B. — Le redressement *lent progressif*, qui semble tom - ber dans l'oubli à cause de l'insuffisance de ses appareils, doit être employé au - dessus de seize à dix- sept ans lors - qu'on craint les ruptures ligamenteuses.

Nous présentons un appareil qui peut produire avec une égale facilité le redressement lent et le redressement brusque.

Appliqué au redressement lent, nous lui avons trouvé les immenses avantages :

1° De faire un redressement complet ;

2° De permettre aux malades de se lever, de marcher et de conserver une excellente santé pendant le traite - ment ;

3° Enfin d'être simple, peu coûteux, inoffensif et faci - lement accepté, même des plus timorés.

LYON. — IMPRIMERIE PITRAT AINÉ, RUE GENTIL,

PLANCHE

EXPLICATION DE LA PLANCHE

A. Bandage silicaté.

B. Tige rigide arquée.

N. Demi-gouttières terminant la tige rigide et destinées à s'appliquer sur le bandage.

C. Coulisse permettant le rapprochement et l'éloignement des deux demi-gouttières.

D. Courroies servant à fixer les demi-gouttières au bandage.

E. Orifice pour le passage de la tige F.

F. Tige munie de pas de vis.

G. Écrou produisant la traction.

H. Oreillettes facilitant le maniement de l'écrou.

K. Plaque métallique destinée à l'insertion de la genouillère.

L. Genouillère.

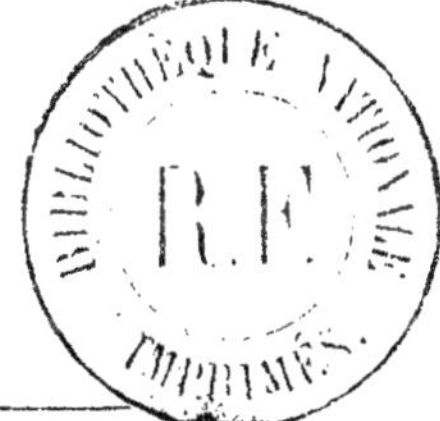

APPAREIL de M.rs HORTOLÈS et THÉRON
pour le Redressement du genoux en dedans par traction lente.

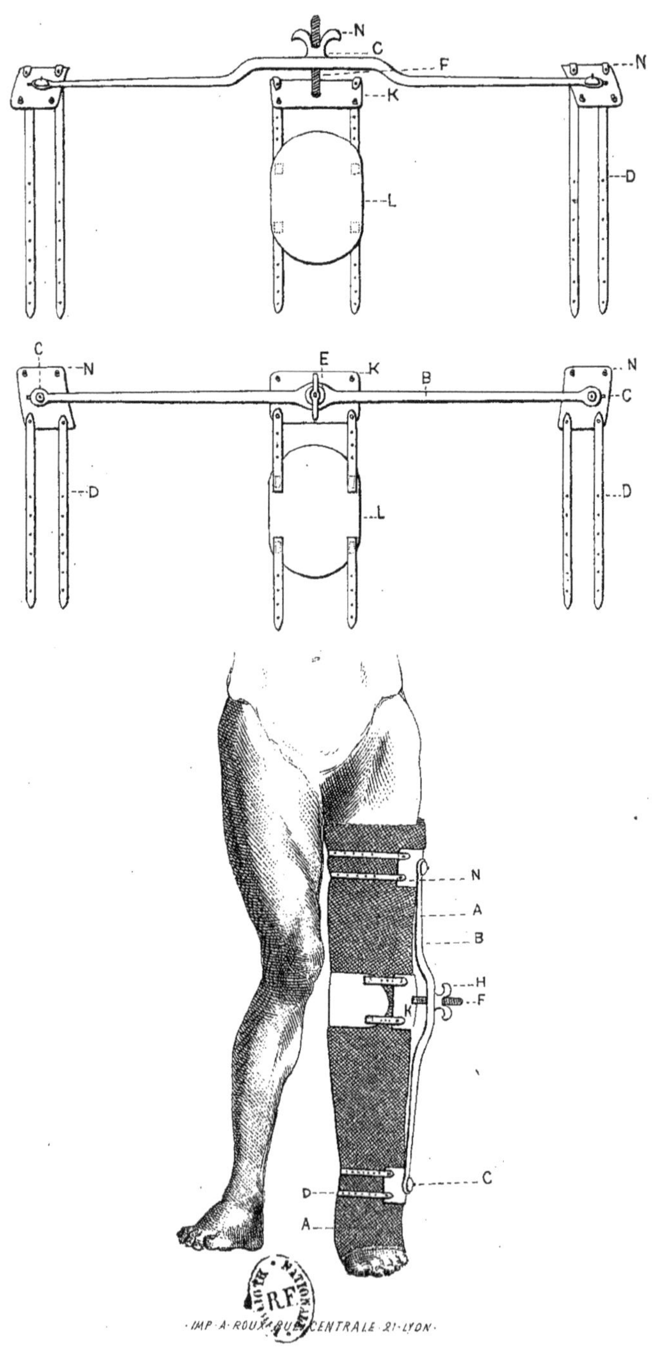

N
C
F
N
K
D
L
C
N
E
K
B
N
C
D
L
D
N
A
B
H
F
K
C
D
A
RF
IMP·A·ROUX·QUE·CENTRALE·21·LYON·